FODMAP-KOMPASS

Der Autor

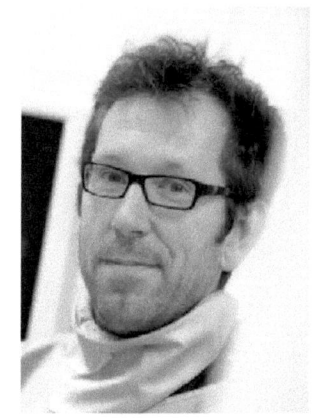

Professor Dr. Martin Storr ist Facharzt für Innere Medizin und Gastroenterologie am Zentrum für Endoskopie in Starnberg. Sein Schwerpunkt liegt auf der Behandlung von Patienten mit funktionellen Magen- und Darmerkrankungen, Patienten mit Nahrungsmittelunverträglichkeiten und Patienten mit chronisch entzündlichen Darmerkrankungen. Für diese Patienten hat er Spezialsprechstunden aufgebaut, kennt die Sorgen und Nöte der Patienten, und gilt als einer der führenden Experten für diese Erkrankungen. Er ist einer der Pioniere der FODMAP-Diät und gerade weil die Ernährung eine für die Patienten so bedeutende Rolle hat, engagiert er sich mit seinen Ratgebern in Ernährungsfragen und verständlichen Patientenratgebern.

PROFESSOR DR. MARTIN STORR

FODMAP-KOMPASS

Tabellenband zur Low-FODMAP Diät mit Bewertung von über 500 Lebensmitteln und Nahrungsmittelzusatzstoffen

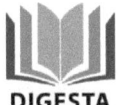

DIGESTA

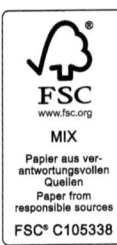

Bibliografische Information der Deutschen Nationalbibliothek:
Die Deutsche Nationalbibliothek verzeichnet diese Publikation in der
Deutschen Nationalbibliographie; detaillierte bibliographische Daten sind
im Internet über http://dnb.dnb.de abrufbar.

2., erweiterte Neuauflage 2017

© 2015, 2017 Martin Storr, Digesta, München

Umschlaggestaltung: Pierre Sick, München

Abbildungen Umschlag:
© valery121283 – Fotolia.com (Collection of fresh fruits and vegetables, Red fish,
Eggs); © tassel78 – Fotolia.com (Compass); Guy Waterval
(https://commons.wikimedia.org/wiki/File:Camembert_suisse2.JPG), isolated,
https://creativecommons.org/licenses/by-sa/4.0/legalcode;
Evan Swigart from Chicago, USA
(https://commons.wikimedia.org/wiki/File:Pumpkin_252_-_Evan_Swigart.jpg),
„Pumpkin 252 - Evan Swigart", isolated,
https://creativecommons.org/licenses/by/2.0/legalcode;
Crisco 1492
(https://commons.wikimedia.org/wiki/File:Glass_of_tea,_Loving_Hut,_Yogyakarta.jpg), „Glass of tea, Loving Hut, Yogyakarta", isolated,
https://creativecommons.org/licenses/by-sa/3.0/legalcode,
No machine-readable author provided. ElinorD assumed (based on copyright claims).
(https://commons.wikimedia.org/wiki/File:Wildricecooked.jpg), „Wildricecooked",
isolated, https://creativecommons.org/licenses/by-sa/3.0/legalcode;
Martin Storr (Portrait)
Abbildungen Innenteil: Martin Storr (Seite 2)

Herstellung und Verlag: BoD - Books on Demand, Norderstedt
Printed in Germany
Dieses Buch wurde im On-Demand-Verfahren hergestellt
ISBN: 978-3-7431-4121-6

Vorwort

Verdauungsbeschwerden wie Sodbrennen, Blähungen, Bauchschmerzen, Bauchkrämpfe oder Durchfall nehmen zu. Ein Grund dafür ist unsere Ernährung.

Die Ernährung hat sich gewandelt und unsere moderne Ernährung stellt den Magen und den Darm vor neue Herausforderungen. Ein Apfel oder ein Glas Orangensaft mag gesund sein, das steht außer Frage, aber beide fördern Verdauungsbeschwerden.

Unsere moderne Ernährung beinhaltet viele Bestandteile die Verdauungsbeschwerden fördern. Der Begriff FODMAP steht für fermentierbare Oligo-, Di-, und Monosaccharide sowie Polyole. Vereinfacht gesagt handelt es sich bei den FODMAPs um kurzkettige Kohlenhydrate und Zuckeralkohole. Diese kurzkettigen Kohlenhydrate und Zuckeralkohole sind Bestandteile unserer täglichen Ernährung und tragen zu eben diesen Verdauungsbeschwerden bei. Je mehr von diesen FODMAPs konsumiert werden, desto mehr Verdauungsbeschwerden entstehen.

Umgekehrt kann durch eine Verminderung der täglich aufgenommenen FODMAP Menge das Auftreten von Verdauungsbeschwerden reduziert oder sogar verhindert werden.

Um eine FODMAP-arme Ernährung einzuhalten ist es notwendig den FODMAP Gehalt der verschiedenen Nahrungsmittel zu kennen. Im vorliegenden FODMAP-Kompass finden sich die Bewertungen von über 500 Lebensmitteln und Lebensmittelzusatzstoffen.

München, im Juni 2015
Martin Storr

Vorwort zur 2ten Auflage

Seit der ersten Auflage des FODMAP Kompasses haben sich in Bezug auf die FODMAP Diät zahlreiche neue Erkenntnisse ergeben, die eine Neuauflage sinnvoll und notwendig machen. Es gibt zusätzliche Lebensmittel die bewertet wurden und vereinzelte Lebensmittel deren Bewertung sich geändert hat. All diese Informationen wurden in die aktualisierte Auflage aufgenommen.

Die FODMAP-reduzierte Diät ist inzwischen in vielen Ländern medizinischer Standard und hat in die nationalen und internationalen Behandlungsleitlinien Einzug gehalten. Dazu haben nicht nur die vielen klinischen Studien beigetragen, die die Wirksamkeit der FODMAP-reduzierten Diät belegen, sondern auch die vielen Studien die inzwischen zeigen, dass die FODMAP-reduzierte Diät mit keinerlei Gesundheitsbeeinträchtigungen oder Mangelzuständen einhergeht und durch die einfache Umsetzbarkeit von den meisten langfristig sehr gut toleriert und angewendet wird.

Gerade Studiendaten aus Deutschland ergänzen, dass auch in der deutschen Küche der Austausch von FODMAP-reichen Lebensmittel gegen FODMAP arme Lebensmittel bei bis zu 80% der Patienten eine deutliche Verbesserung der Beschwerden herbeiführt.

Die wissenswertesten Neuheiten rund um die FODMAP Diät sind in der 2ten Auflage vor den Tabellen unter dem neuen Gliederungspunkt wissenswertes und Neuerrungen zusammengefasst.

München, im Januar 2017
Martin Storr

Inhaltsverzeichnis

Vorwort 5
Vorwort zur 2ten Auflage 6
Das Prinzip FODMAP 8
Die FODMAP-reduzierte Diät durchführen 10
Bleiben sie realistisch! 11
Der Übergang FODMAP-arm und FODMAP-reich ist fließend. 12
Die FODMAP-reduzierte Diät lebt von Ihnen 13
Wissenswertes und Neuheiten 13
Obst/Früchte, die einen hohen FODMAP-Gehalt haben und gemieden werden sollten 15
Gemüse, das einen hohen FODMAP-Gehalt hat und gemieden werden sollte 16
Getreide/Getreideersatzprodukte, die einen hohen FODMAP-Gehalt haben und gemieden werden sollten ... 17
Milchprodukte/Milchersatzprodukte, die einen hohen FODMAP-Gehalt haben und gemieden werden sollten ... 18
Zucker/Süßstoffe, die einen hohen FODMAP-Gehalt haben und gemieden werden sollten 19
Weitere Lebensmittel, die einen hohen FODMAP-Gehalt haben und gemieden werden sollten 20
Getränke, die einen hohen FODMAP-Gehalt haben und gemieden werden sollten 21
Alkoholische Getränke, die einen hohen FODMAP-Gehalt haben und gemieden werden sollten 21
Nüsse/Körner, die einen hohen FODMAP-Gehalt haben und gemieden werden sollten 22
Lebensmittelzusatzstoffe und Präbiotika, die einen hohen FODMAP-Gehalt haben und gemieden werden sollten ... 22
Gewürze, die einen hohen FODMAP-Gehalt haben und gemieden werden sollten 22

Tierische Lebensmittel, die einen hohen FODMAP-Gehalt haben und gemieden werden sollten 22

Obst/Früchte, die einen niedrigen FODMAP-Gehalt haben 23

Gemüse, die einen niedrigen FODMAP-Gehalt haben 24

Getreide/Getreideersatzprodukte, die einen niedrigen FODMAP-Gehalt haben 26

Milchprodukte/Milchersatzprodukte, die einen niedrigen FODMAP-Gehalt haben 28

Käse die einen niedrigen FODMAP-Gehalt haben 29

Zucker/Süßstoffe, die einen niedrigen FODMAP-Gehalt haben 30

Tierische Lebensmittel, die einen niedrigen FODMAP-Gehalt haben 31

Weitere Lebensmittel, die einen niedrigen FODMAP-Gehalt haben 32

Getränke, die einen niedrigen FODMAP-Gehalt haben 33

Alkoholische Getränke, die einen niedrigen FODMAP-Gehalt haben 33

Gewürze/Kräuter, die einen niedrigen FODMAP-Gehalt haben 34

Nüsse/Körner, die einen niedrigen FODMAP-Gehalt haben 34

Lebensmittelzusatzstoffe, die einen niedrigen FODMAP-Gehalt haben 35

Alphabetisches Verzeichnis der Lebensmittel und Nahrungsmittelzusatzstoffe geordnet nach hohem FODMAP Gehalt (hoch) und niedrigem FODMAP Gehalt (niedrig). 36

Lebensmittelzusatzstoffe die in diesem Ratgeber nach deren FODMAP-Gehalt bewertet wurden. 49

Weiterführende Bücher 51

Das Prinzip FODMAP

1) FODMAP steht für fermentierbare Oligo-, Di-, und Monosaccharide sowie Polyole. Vereinfacht gesagt, handelt es sich bei den FODMAPs um kurzkettige Kohlenhydrate und Zuckeralkohole.

2) FODMAPs sind normale Bestandteile unserer täglichen Ernährung.

3) FODMAPs verursachen Verdauungsbeschwerden und können bestehende Verdauungsbeschwerden verschlimmern.

4) Eine Verminderung der täglich aufgenommenen FODMAP Menge führt zu einer Verbesserung und einer Verminderung von Verdauungsbeschwerden.

5) Um sich FODMAP-arm zu ernähren, ist es notwendig den FODMAP-Gehalt von Nahrungsmitteln zu kennen.

6) Mit Hilfe der FODMAP Tabellen kann jeder den FODMAP Gehalt von Nahrungsmitteln einschätzen und sich entsprechend ernähren.

7) Ziel ist es nicht dauerhaft FODMAP-frei zu leben, sondern mit einer FODMAP-armen Diät Verdauungsbeschwerden zu kontrollieren.

Die FODMAP-reduzierte Diät durchführen

Es gibt prinzipiell 2 Möglichkeiten der Anwendung einer FODMAP-reduzierten Diät.

1) Sie ernähren sich dauerhaft FODMAP-reduziert und kontrollieren damit Ihre Verdauungsbeschwerden.

oder

2) Sie ernähren sich 4-6 Wochen sehr streng FODMAP-reduziert und versuchen danach für einzelne Nahrungsmittel ihre eigenen Verträglichkeitsschwellen herauszufinden.

Beide Varianten setzen voraus dass sie sich mit einem Ernährungsratgeber über das Diätprinzip informieren und ausreichend Grundverständnis für die Diät aufgebaut haben.

Variante 1 ist die einfachere Variante und kann nach der Lektüre eines Ernährungsratgebers selbstständig durchgeführt werden.

Variante 2 ist aufwendiger, dafür auch erfolgreicher. Bei Variante 2 ist es neben der Lektüre eines Ernährungsratgebers hilfreich sich mit einer Ernährungsberatung bei einem Arzt oder einem Ernährungsberater unterstützen zu lassen.

Bei beiden Varianten ist es aber auch notwendig zu akzeptieren, dass eine völlige Beschwerdefreiheit nicht immer erreicht wird und dass individuelle Unverträglichkeiten bestehen können, die zusätzlich berücksichtigt werden sollten. Auch hierbei ist eine professionelle Ernährungsberatung hilfreich.

Bleiben sie realistisch!

Eine FODMAP-arme Diät ist ein Weg, der hilft Verdauungsbeschwerden zu reduzieren und zu vermeiden. Auch die beste Diät kann keine Wunder vollbringen. Es wird also auch weiterhin Tage mit Verdauungsbeschwerden geben. Deutlich weniger und milder, das ist das Ziel. Wenn sie realistische Erwartungen haben, werden sie von den Besserungen erfreut und nicht von den weniger guten Tagen enttäuscht sein.

Unabhängig vom FODMAP Gehalt der Ernährung können zusätzliche individuelle Nahrungsmittelunverträglichkeiten bestehen.

Es ist manchmal schwierig solche eigenen Nahrungsmittelunverträglichkeiten zu erkennen. Manche persönlichen Unverträglichkeiten sind offensichtlich und einfach erkennbar und fallen kurz nach Aufnahme der Nahrungsmittel auf. Dann meiden sie diese Nahrungsmittel am besten.

Manche persönlichen Unverträglichkeiten sind aber nicht so einfach zu erkennen. Das liegt daran, dass Nahrungsmittel die ihre Unverträglichkeit erst im Dickdarm entfalten, wie z.B. die FODMAPs, erst nach Stunden im Dickdarm ankommen und dann 2-3 Tage im Dickdarm verweilen. Daher können Blähungen und andere Verdauungsbeschwerden die sie gerade spüren, Folge von Nahrungsmitteln sein, die sie vor 2 Tagen gegessen haben. Das ist dann nicht so einfach zu erkennen.

Der Übergang FODMAP-arm und FODMAP-reich ist fließend.

Das FODMAP Prinzip verstehen!

Bei manchen Lebensmitteln wie z.b. Wasser ist die Bewertung sehr einfach. Wasser ist FODMAP arm, genauer gesagt FODMAP-frei. Andersherum verhält es sich z.b. mit Honig. Honig ist FODMAP-reich.

Bei vielen Nahrungsmitteln ist der Übergang aber fließend. Beispielhaft stehen hier die Nüsse. Während eine kleine Menge Nüsse verträglich ist und die FODMAP-Menge tolerabel ist, ist eine größere Menge schlechter verträglich und bringt dann zu viele FODMAPs mit sich.

Vor diesem Hintergrund sind die Lebensmittelbewertungen zu sehen. Am besten ernähren sie sich ausgewogen und abwechslungsreich auf der FODMAP-armen Seite, dann wird dies vom größtmöglichen Erfolg beschieden sein.

Und bleiben sie ehrlich zu sich selbst. Wenn sie voller Lust doch mal in einen Apfel gebissen haben, weil dieser sie so angelacht hat, dann geht die Welt nicht unter. Die Beschwerden in den nächsten Stunden und Tagen sind dann aber auf den Apfel zurückzuführen und nicht auf ein Versagen des FODMAP-Prinzips. Sie wissen genau, wie sie wieder auf die symptomarme Seite des Lebens zurückkommen.

Die FODMAP-reduzierte Diät lebt von Ihnen

Die FODMAP-reduzierte Diät ist eine sehr neue Diät und lebt davon, dass die Anwender ihre Erfahrungen, ihre neuesten FODMAP-armen Rezepte und auch Ihre Fragen zu nicht bewerteten oder ihrer Meinung nach falsch bewerteten Lebensmitteln teilen.

Zu diesem Zweck eignet sich der FODMAP-Blog auf www.fodmap-info.de. Schauen Sie doch einfach mal vorbei!

Für Anregungen zum Buch oder zu nicht aufgeführten Lebensmitteln habe ich die E-Mail Adresse FODMAP@gmx.de eingerichtet.

Die FODMAP-arme Diät funktioniert bei vielen aber nicht bei allen. Den klinischen Studien folgend, in denen die Diät getestet wurde, profitieren in etwa 80% derjenigen, die sich ausreichend lange an die Vorgaben der FODMAP-armen Diät halten. Das bedeutet sensationelle vier von fünf haben einen Vorteil, bedeutet aber auch, dass einer von fünf leider keinen Vorteil hat.

Wissenswertes und Neuheiten

Der FODMAP Gehalt von Brot schwankt, je nachdem wie das Brot hergestellt wurde. Brote, deren Teig nur eine kurze Gehzeit vor dem Backen hatte, enthalten um ein vielfaches mehr FODMAPs als Brote aus Teigen die vor dem Backen lange gegangen sind. Fragen Sie ihren Bäcker nach dem Herstellungsprozess seiner Produkte und wählen sie bevorzugt Brote deren Teige vor dem Backen lange gehen durften. Als Faustregel gilt, Sauerteige stehen länger aber dieses Pauschalurteil trifft nicht auf Backwaren zu. Industrielle Backwaren haben im Rahmen der (wirtschaftlichen) industriellen Fertigung nur sehr kurze Gehzeiten und sind daher FODMAP reicher als Brote mit langen Gehzeiten aus einer Handwerksbäckerei. Das macht Backwaren aus Backshops, Backautomaten und Bäckereiketten ebenso wie Backwaren zum Aufbacken zu FODMAP reichen Lebensmitteln.

Schon etwas länger ist bekannt, dass auch das Reifen der Backwaren den FODMAP Gehalt verändert. Brote und Backwaren, die älter als 24 Stunden sind, sind FODMAP ärmer als Backwaren frisch aus dem Ofen.

Bei Lebensmitteln aus dem Glas oder der Konserve das Wasser abgießen, da sich die FODMAPs in der Flüssigkeit ansammeln.

Unter der FODMAP Diät treten keine Mangelzustände oder anderweitige Nebenwirkungen auf.

Die FODMAP Diät ist ein Lernprozess bei dem Sie erkennen welche Lebensmittel eher Beschwerden verursachen und welche nicht. Das reine Listenessen ist langfristig nicht hilfreich und wird auch langfristig nicht durchgehalten. Vielmehr ist es das Ziel zu erlernen von welchen Lebensmitteln Sie viel, wenig oder besser nichts essen.

Wer die FODMAP reduzierte Diät zu streng durchführt hält diese nicht dauerhaft durch. Also lieber etwas weniger streng und damit langfristig erfolgreicher.

FODMAP arme Lebensmittel sind tendenziell Ballaststoff-ärmer. Achten sie darauf dass Sie dennoch genügend Ballaststoffe aufnehmen. Geeignete Ballaststoffquellen sind Haferflocken, Kartoffeln, Gluten-freies Brot, Quinoa, Maisnudeln, brauner Reis und viele andere.

Obst/Früchte, die einen hohen FODMAP-Gehalt haben und gemieden werden sollten

Apfel
Aprikose
Avocado
Baumtomate (Tamarillo)
Birne
Boysenbeere
Brombeere
Dattel
Feige
Guave
Granatapfel
Johannisbeere
Jostabeere
Kaki
Kirsche
Lychee
Longan
Mango
Mirabelle
Nashi Birne
Nektarine
Persimone
Pfirsich
Pflaume
Rambutan
Sharon
Stachelbeere
Quitte
Wassermelone
Zwetschge
Getrocknete Früchte

Gemüse, das einen hohen FODMAP-Gehalt hat und gemieden werden sollte

Artischocke
Blumenkohl
Bohne (alle außer Stangenbohne / Buschbohne)
Chicoréewurzel
Edamame
Erbse
Kichererbse (mehr als 15 Stück)
Knoblauch
Knollensellerie
Kohl (Kraut)
Kürbis, Butternut (> 200 g)
Lauch/Porree (weißer Anteil)
Lauchzwiebel (Frühlingszwiebel/weißer Teil)
Linse
Löwenzahn
Paprika (grün)
Pilze
Radicchio
Rosenkohl
Rote Beete / Rote Rüben
Schalotte
Schwarzwurzel
Sellerie (Knolle)
Sojabohne
Spargel
Topinambur
Wirsing
Zuckererbse (Kaiserschote)
Zuckermais
Zwiebel

Getreide/Getreideersatzprodukte, die einen hohen FODMAP-Gehalt haben und gemieden werden sollten

Gerste
Roggen
Triticale
Weizen

Bulgur (Weizen)
Brot (Gerste/Roggen/Weizen)
Cerealien (Getreide/getrocknete Früchte/Honig)
Couscous (Weizen)
Fitnessbrot (Getreide/Fruktose/getrocknete Früchte)
Früchtemüsli (Getreide/getrocknete Früchte/Honig)
Gebäck (Getreide)
Gnocchi (Weizen)
Grieß (Weizen)
Hartweizengrieß (Weizen)
Khorasan Weizen (Kamut)
Kichererbsenmehl
Kuchen (aus Getreidemehl)
Lupinenmehl
Mie-Nudel (asiatische Weizennudel)
Müsli (Getreide/getrocknete Früchte)
Müslibrot (Getreide/Fruktose/getrocknete Früchte)
Nudel (Getreide/Grieß)
Ramen-Nudel (japanische Weizennudel)
Sojamehl (> 100 g)
Somen-Nudel (japanische Weizennudel)
Udon-Nudel (japanische Weizennudel)
Tortilla (Weizen)

Milchprodukte/Milchersatzprodukte, die einen hohen FODMAP-Gehalt haben und gemieden werden sollten

Ayran
Blauschimmelkäse
Buttermilch
Creme fraiche
Dickmilch (Sauermilch)
Frischkäse
Hafermilch
Hüttenkäse
Joghurt, 3,5% Fett
Joghurt, 1,5% Fett
Käsefondue
Kaffeesahne
Kaffeeweißer
Kefir
Kondensmilch
körniger Frischkäse
Kuhmilch
Lassi
Mascarpone
Milch (Kuh, Schaf, Ziege, Esel)
Milchpulver
Milcheis
Molke
Molkenkäse
Molkenpulver
Nougatcreme
Obatzda
Quark
Pudding
Ricotta
Sahne
Sahnejoghurt
Sauerrahm (Saure Sahne)

Schafsmilch
Schlagsahne
Schmand
Schmelzkäse
Sojajoghurt, Yofu
Sojamilch, aus Sojabohnen
Sojasahne, aus Sojabohnen
Speiseeis (Milch, Sahne)
Streichkäse
Tzatziki
Vollmilchschokolade
Weiße Schokolade

Zucker/Süßstoffe, die einen hohen FODMAP-Gehalt haben und gemieden werden sollten

Agavensirup
Birnendicksaft
Birkenzucker
Erythritol (Erythrit), E968
Fruktose (Fruchtzucker)
Fruktosesirup
Glycerol, E422
Glukose-Fruktose Sirup (GFS)
High-Fruktose-Corn-Sirup (HFCS)
Honig
Invertzucker (bzw. Zusatz von Invertase, E1103)
Isomaltol (Isomalt), E953
Lactitol (Lactit), E966
Laktose (Milchzucker)
Maissirup
Maltitol (Maltit), E965
Mannitol (Mannit), E421
Sorbitol (Sorbit), E420
Zuckeraustauschstoffe (mit Ende –ol)
Xylitol (Xylit), E967
Yacon Zucker

Weitere Lebensmittel, die einen hohen FODMAP-Gehalt haben und gemieden werden sollten

Apfelmus
Brühwürfel
Chutneysauce
Currysauce
Englische Creme (Custard)
Fertigsaucen
Fruchtkonzentrate
Fruchtsaftkonzentrate
Grillsauce
Ketchup
klare Brühe Pulver
Obstkonserven
Salatdressing (Fertigprodukt)
Sauerkraut
Sojaburger
Sojachips
Süßsauer Sauce
Suppenpulver
Tofu, Seidentofu
Tomatenkonzentrat
Quorn (Schlauchpilzprodukt)

Getränke, die einen hohen FODMAP-Gehalt haben und gemieden werden sollten

ACE-Saft
Apfelsaft
Birnensaft
Chai Tee, lang gezogen
Carob Pulver Tee (> 2 Teelöffel)
Fencheltee
Fruchtsäfte (> 125 ml)
Früchtetee, lang gezogen
Getreidekaffee
Kaffeeersatz
Kamillentee
Kräutertee, lang gezogen
Limonade (Zuckerersatzstoffe/HFCS)
Malzkaffee
Multivitaminsaft
Oolong Tee
Orangensaft
Zichorienkaffee

Alkoholische Getränke, die einen hohen FODMAP-Gehalt haben und gemieden werden sollten

Bier (mehr als ein Glas)
Likör
Likörwein
Portwein
Rum
Schaumwein (halbtrocken, süß)
Sherry
Wein (halbtrocken, süß)

Nüsse/Körner, die einen hohen FODMAP-Gehalt haben und gemieden werden sollten

Cashewkerne
Pistazien
Nüsse > 15 Stück
Körner > 15 Gramm

Lebensmittelzusatzstoffe und Präbiotika, die einen hohen FODMAP-Gehalt haben und gemieden werden sollten

Inulin
Laktulose
Polydextrose, E1200
Raffinose
Stachyose

Gewürze, die einen hohen FODMAP-Gehalt haben und gemieden werden sollten

Meerrettich
Wasabi

Tierische Lebensmittel, die einen hohen FODMAP-Gehalt haben und gemieden werden sollten

Fischkonserven (Fruktose/Zwiebel)
Wurst (Laktose/Zwiebel/Gemüse)

Obst/Früchte, die einen niedrigen FODMAP-Gehalt haben

Ananas
Banane
Blaubeere (Heidelbeere)
Clementine
Cranberry (große Moosbeere)
Drachenfrucht (Pitaya)
Durian
Erdbeere
Galia-Melone
Grapefruit
Hagebutten
Himbeere
Honigmelone
Jackfrucht
Kiwi
Kaktusfeige
Kokosnuss
Kumquat
Limette
Loganbeere
Mandarine
Maracuja (Passionsfrucht)
Maroni
Minneola
Netzmelone
Orange
Oroblanco
Pampelmuse
Papau, Indianerbanane
Papaya
Preiselbeere (Moosbeere)
Pomelo
Rhabarber
Sternfrucht (Carambola)
Tangelo

Tangerine
Weintraube
Zitrone (Limone)
Zuckermelone (Cantaloupe-Melone)

Gemüse, die einen niedrigen FODMAP-Gehalt haben

Alfalfa
Aubergine
Bambussprosse
Bohnensprosse
Brokkoli (< 200g)
Brunnenkresse
Chicoréeblätter
Chilischote
Chinakohl
Cocktail Tomate
Eisbergsalat
Endiviensalat
Feldsalat
Fenchel
Gartenbohne (Stangenbohne/Buschbohne)
Gartenkresse
Grünkohl
Gurke
Ingwer
Karotte (gelbe Rübe, Möhre)
Kartoffel
Kochbanane
Kohlrabi
Kohlrübe (Steckrübe)
Kopfsalat
Kichererbse (weniger als 15 Stück)
Kürbis, Hokkaido, Speise-, Spaghettikürbis
Kürbis, Butternut (< 200g)

Lauch/Porree (grüner Anteil)
Lauchzwiebeln (Frühlingszwiebel/grüner Anteil)
Mais (< 200 g)
Maniok
Mangold
Mungobohnensprossen
Nori Algen
Okra
Oliven
Paprika (gelb/rot)
Pastinake
Peperoni
Petersilie
Radieschen
Rettich
Romanasalat
Rosenkohl (< 200 g)
Rüben
Rucolasalat
Salat, Blattsalat
Schnittlauch
Senfkohl (Pak Choi)
Sojasprosse
Speiserübe
Spinat
Staudensellerie (Stangensellerie, jung)
Steckrübe (Kohlrübe)
Süßkartoffel
Taro
Tomate
Wasserkastanie
Weißkraut (< 200 g)
Yams
Zucchini

Getreide/Getreideersatzprodukte, die einen niedrigen FODMAP-Gehalt haben

Amarant (Fuchsschwanz)
Buchweizen
Chiasamen
Dinkel
Dinkelflocken
Flohsamen
Hafer
Haferflocken
Haferkleie
Hirse
Kartoffelstärke (Kartoffelmehl)
Leinsamen
Mais
Maisgrieß
Maismehl
Maisstärke
Müsli (weizenfrei/keine Trockenfrüchte)
Pfeilwurzmehl (Arrowroot)
Polenta (Maisgrieß)
Quinoa (Inkareis)
Reis
Reismehl
Reisstärke
Sago
Sorghumhirse
Stärke
Tapioka (Maniok)
Weizenstärke
Zwerghirse (Teff)

glutenfreie Brote
glutenfreie Backwaren
glutenfreie Mehlmischung

Buchweizennudel

Glasnudel (Mungbohnenstärke)
glutenfreie Nudel
Maisnudel
Reisnudel
Sobanudel (japanische Buchweizennudel)

Cerealien (Mais/Reis/Hafer)
Cornflakes (kleine Portion)
Dinkelwaffeln
Kartoffelchips (kleine Portion)
Maischips (kleine Portion)
Maiswaffeln
Popcorn
Puffmais
Puffreis
Reischips
Reiscracker
Reiswaffeln
Tacos (Mais)
Tortilla (Mais)
Tortillachips (Mais)

Bei glutenfreien Produkten unbedingt darauf achten, dass keine FODMAP-reichen Zutaten wie Zuckerersatzstoffe, Früchte oder Fruchtkonzentrate zugegeben wurden und dass der Sojamehlanteil 25% nicht überschreitet.

Milchprodukte/Milchersatzprodukte, die einen niedrigen FODMAP-Gehalt haben

Butter
Buttermilch, laktosefrei
Butterschmalz
Eis (Sorbet)
Hanfmilch
Joghurt, laktosefrei
Kefir, laktosefrei
Kokosmilch (< 150 ml)
Kokoswasser (< 150 ml)
Mandelmilch
Margarine
Milch, laktosefrei
Milcheiweiß, Casein
Molkenprotein
Quark, laktosefrei
Quinoamilch
Reismilch
Sahne, laktosefrei
Sojamilch, aus Sojaprotein
Sorbet, auf Früchte achten
Speiseeis (Sorbet oder laktosefrei)

Käse die einen niedrigen FODMAP-Gehalt haben

Bergkäse
Brie
Butterkäse
Camembert
Cheddar
Chester
Edamer
Emmentaler
Feta
Gorgonzola
Gouda
Halloumi
Hartkäse
Harzer Käse
Havarti
Käse, reife Sorten
Mozzarella
Parmesan
Pecorino
Raclette
Tilsiter

Zucker/Süßstoffe, die einen niedrigen FODMAP-Gehalt haben

Acesulfam, E905
Ahornsirup
Aspartam, E951
Aspartam-Acesulfam, E962
Brauner Zucker
Dextrose (Traubenzucker)
Glukose (Traubenzucker)
Kokosblütenzucker
Melasse
Natriumcyclamat, E952
Neohesperidin, E959
Neotam, E961
Palmzucker
Puderzucker
Reissirup
Rohrzucker (Saccharose)
Saccharin, E954
Saccharose (Haushaltszucker)
Stevia, E960
Sucralose, E955
Thaumatin, E957
Traubenzucker (Glukose/Dextrose)
Zucker (Haushaltszucker/Saccharose)
Zuckerrübensirup
Zuckersirup

Tierische Lebensmittel, die einen niedrigen FODMAP-Gehalt haben

Eier
Entenschmalz
Fisch
Gänseschmalz
Geflügelfleisch
Hühnerfleisch
Lammfleisch
Meeresfrüchte
Rindfleisch
Schinken
Schweinefleisch
Schweineschmalz
Speck
Truthahnfleisch

Weitere Lebensmittel, die einen niedrigen FODMAP-Gehalt haben

Austernsauce
Erdnussbutter
Essig
Fischsauce
Gelee (auf Früchte achten)
Hefe
Kakao
Kokosnusscreme
Kokosöl
Knoblauchöl
Marmelade
Mayonnaise (<3 EL)
Olivenöl
Miso-Paste
Pflanzenöl
Rapsöl
Salz
Schokolade (dunkel)
Senf
Sojaöl
Sojaprotein
Sojasauce
Tahin (<3 EL)
Tempeh
Tofu, fester Tofu, chinesischer Tofu
Tomatenkonserven
Worcestersauce

Getränke, die einen niedrigen FODMAP-Gehalt haben

Bubble Tea
Carob Pulver Tee, (< 1 Teelöffel)
Chai Tee, kurz gezogen
Cranberry Saft
Früchtetee, kurz gezogen
Grüner Tee
Kaffee (Kaffeebohnen)
Karottensaft
Kombucha
Kräutertee, kurz gezogen
Limonaden, ohne Süßstoffe
Löwenzahntee, kurz gezogen
Mineralwasser
Pfefferminztee
Rooibostee, Rotbuschtee
Schwarzer Tee, kurz gezogen
Spirituosen, außer Rum
Wasser
Wasser, aromatisiert
Weißer Tee
Zitronensaft

Alkoholische Getränke, die einen niedrigen FODMAP-Gehalt haben

Bier (bis 1 Glas)
Gin
Wein (trocken)
Whiskey
Wodka

Gewürze/Kräuter, die einen niedrigen FODMAP-Gehalt haben

Chili
Gewürze, trocken oder frisch
Kräuter, trocken oder frisch
Minze
Tamarinde (Indische Dattel)
Zitronengras

Nüsse/Körner, die einen niedrigen FODMAP-Gehalt haben

jeweils weniger als 15 Stück:
Haselnüsse
Mandeln
Walnüsse

Jeweils bis zu 15 g:
Erdnüsse
Kürbiskerne
Mohn
Paranuß
Pinienkerne
Sesam
Sonnenblumenkerne

Lebensmittelzusatzstoffe, die einen niedrigen FODMAP-Gehalt haben

Agar Agar, E406
Antioxidantien/Säureregulatoren, E300-E392
Backpulver
Carboxymethylcellulose (CMC), E466
Carrageen, E407
Emulgatoren, E322 und E400-E 495
Ethylmethylcellulose, E465
Gase, E938-E949
Gelatine, E441
Geliermittel, E400-E495
Geschmacksverstärker, E620-650
Guarkernmehl, E412
Johannisbrotkernmehl, E410
Konservierungsstoffe, E200-E297 und E1105
Lebensmittelfarbstoffe, E100-E180
modifizierte Stärken, E1404-E1451
Natriumcarbonat, E500
Natron (Soda)
Pektin, E440
Sahnesteif
Säureregulatoren, E500-E585
Stabilisatoren, E400-E495
Taraganth, E413
Trennmittel, E500-E585
Verdickungsmittel, E400-E495
Wachse, E900-E914
Xanthan, E415

Alphabetisches Verzeichnis der Lebensmittel und Nahrungsmittelzusatzstoffe geordnet nach hohem FODMAP Gehalt (hoch) und niedrigem FODMAP Gehalt (niedrig).

ACE-Saft	hoch
Acesulfam, E950	niedrig
Agavensirup	hoch
Ahornsirup	niedrig
Alfalfa	niedrig
Amarant (Fuchsschwanz)	niedrig
Ananas	niedrig
Apfel	hoch
Apfelmus	hoch
Apfelsaft	hoch
Aprikose	hoch
Antioxidantien, E300-E392	niedrig
Arrowroot (Pfeilwurz)	niedrig
Artischocke	hoch
Aspartam, E951	niedrig
Aspartam-Acesulfam, E962	niedrig
Aubergine	niedrig
Austernsauce	niedrig
Avocado	hoch
Ayran	hoch
Bambussprosse	niedrig
Banane	niedrig
Baumtomate (Tamarillo)	hoch
Bergkäse	niedrig
Bier (bis 1 Glas)	niedrig
Bier (mehr als ein Glas)	hoch
Birne	hoch
Birkenzucker	hoch
Birnendicksaft	hoch
Birnensaft	hoch
Blaubeere (Heidelbeere)	niedrig
Blauschimmelkäse	hoch
Blumenkohl	hoch
Bohne (alle außer Stangenbohne / Buschbohne)	hoch
Bohnensprosse	niedrig
Boysenbeere	hoch
Brauner Zucker	niedrig

Brie	niedrig
Brokkoli (< 200g)	niedrig
Brombeere	hoch
Brot (Gerste/Roggen/Weizen)	hoch
Brühwürfel	hoch
Brunnenkresse	niedrig
Bubble Tea	niedrig
Buchweizen	niedrig
Buchweizennudel	niedrig
Bulgur (Weizen)	hoch
Butter	niedrig
Butterkäse	niedrig
Buttermilch	hoch
Buttermilch, laktosefrei	niedrig
Butterschmalz	niedrig
Camembert	niedrig
Cantaloupe-Melone (Zuckermelone)	niedrig
Carambola (Sternfrucht)	niedrig
Carob Pulver Tee (< 1 Teelöffel)	niedrig
Carob Pulver Tee (> 2 Teelöffel)	hoch
Cashewkerne	hoch
Cerealien (Getreide/getrocknete Früchte/Honig)	hoch
Cerealien (Mais/Reis/Hafer)	niedrig
Chai Tee, kurz gezogen	niedrig
Chai Tee, lang gezogen	hoch
Cheddar	niedrig
Chester	niedrig
Chiasamen	niedrig
Chicoréeblätter	niedrig
Chicoréewurzel	hoch
Chili	niedrig
Chilischote	niedrig
Chinakohl	niedrig
Chutneysauce	hoch
Clementine	niedrig
Cocktail Tomate	niedrig
Cornflakes (kleine Portion)	niedrig
Couscous (Weizen)	hoch
Cranberry (große Moosbeere)	niedrig
Cranberry Saft	niedrig
Creme fraiche	hoch
Currysauce	hoch
Dattel	hoch
Dextrose (Traubenzucker)	niedrig

Dickmilch (Sauermilch)	hoch
Dinkel	niedrig
Dinkelflocken	niedrig
Dinkelwaffeln	niedrig
Drachenfrucht (Pitaya)	niedrig
Durian	niedrig
Edamame	hoch
Edamer	niedrig
Eier	niedrig
Eis (Sorbet)	niedrig
Eisbergsalat	niedrig
Emmentaler	niedrig
Emulgatoren, E400-E495	niedrig
Endiviensalat	niedrig
Englische Creme (Custard)	hoch
Entenschmalz	niedrig
Erbse	hoch
Erdbeere	niedrig
Erdnussbutter	niedrig
Erdnüsse (weniger als 15 g)	niedrig
Erythritol (Erythrit), E968	hoch
Essig	niedrig
Feige	hoch
Feldsalat	niedrig
Fenchel	niedrig
Fencheltee	hoch
Fertigsaucen	hoch
Feta	niedrig
Fisch	niedrig
Fischkonserven (Fruktose/Zwiebel)	hoch
Fischsauce	niedrig
Fitnessbrot (Getreide/Fruktose/getrocknete Früchte)	hoch
Flohsamen	niedrig
Frischkäse	hoch
Früchtemüsli (Getreide/getrocknete Früchte/Honig)	hoch
Fruchtkonzentrate	hoch
Fruchtsäfte (> 125 ml)	hoch
Fruchtsaftkonzentrate	hoch
Fruktose	hoch
Früchtetee, kurz gezogen	niedrig
Früchtetee, lang gezogen	hoch
Fruktosesirup	hoch

Galia-Melone	niedrig
Gänseschmalz	niedrig
Gartenbohne (Stangenbohne/Buschbohne)	niedrig
Gartenkresse	niedrig
Gase, E938-E949	niedrig
Gebäck (Getreide)	hoch
Geflügelfleisch	niedrig
Gelbe Rübe (Karotte)	niedrig
Gelee (auf Früchte achten)	niedrig
Geliermittel, E400-E495	niedrig
Geschmacksverstärker, E620-E650	niedrig
Gerste	hoch
Getreidekaffee	hoch
Getrocknete Früchte	hoch
Gewürze, trocken oder frisch	niedrig
Gin	niedrig
Glasnudel (Mungbohnenstärke)	niedrig
Glukose (Traubenzucker)	niedrig
Glukose-Fruktose Sirup (GFS)	hoch
glutenfreie Backwaren	niedrig
glutenfreie Brote	niedrig
glutenfreie Mehlmischung	niedrig
glutenfreie Nudel	niedrig
Glycerol, E422	hoch
Gnocchi (Weizen)	hoch
Gorgonzola	niedrig
Gouda	niedrig
Granatapfel	hoch
Grapefruit	niedrig
Grieß (Weizen)	hoch
Grillsauce	hoch
große Moosbeere (Cranberry)	niedrig
grüne Stangenbohne (Gartenbohne)	niedrig
Grüner Tee	niedrig
Grünkohl	niedrig
Guave	hoch
Gurke	niedrig
Hagebutten	niedrig
Hafer	niedrig
Haferflocken	niedrig
Haferkleie	niedrig
Hafermilch	hoch
Halloumi	niedrig
Hartkäse	niedrig

Hartweizengrieß (Weizen)	hoch
Harzer Käse	niedrig
Haselnüsse (weniger als 15 Stück)	niedrig
Havarti	niedrig
Hefe	niedrig
Heidelbeere (Blaubeere)	niedrig
High-Fruktose-Corn-Sirup (HFCS)	hoch
Himbeere	niedrig
Hirse	niedrig
Honig	hoch
Honigmelone	niedrig
Hühnerfleisch	niedrig
Hüttenkäse	hoch
Ingwer	niedrig
Inulin	hoch
Invertzucker (bzw. Zusatz von Invertase, E1103)	hoch
Isomaltol (Isomalt), E953	hoch
Jackfrucht	niedrig
Joghurt, 1,5% Fett	hoch
Joghurt, 3,5% Fett	hoch
Joghurt, laktosefrei	niedrig
Johannisbeere, rot	hoch
Johannisbeere, schwarz	hoch
Johannisbeere, weiß	hoch
Johannisbrotkernmehl, E410	niedrig
Jostabeere	hoch
Kaffee (Kaffeebohnen)	niedrig
Kaffeeersatz	hoch
Kaffeesahne	hoch
Kaffeeweißer	hoch
Kakao	niedrig
Kaki	hoch
Kaktusfeige	niedrig
Kamillentee	hoch
Karotte (gelbe Rübe, Möhre)	niedrig
Karottensaft	niedrig
Kartoffel	niedrig
Kartoffelchips (kleine Portion)	niedrig
Kartoffelstärke (Kartoffelmehl)	niedrig
Käse, Hartkäse	niedrig
Käse, reife Sorten	niedrig
Käsefondue	hoch
Kefir	hoch
Kefir, laktosefrei	niedrig

Ketchup	hoch
Khorasan Weizen (Kamut)	hoch
Kichererbse (weniger als 15 Stück)	niedrig
Kichererbsenmehl	hoch
Kirsche	hoch
Kiwi	niedrig
Klare Brühe Pulver	hoch
Knoblauch	hoch
Knoblauchöl	niedrig
Knollensellerie	hoch
Kochbanane	niedrig
Kohl (Kraut)	hoch
Kohlrabi	niedrig
Kohlrübe (Steckrübe)	niedrig
Kokosblütenzucker	niedrig
Kokosmilch (< 150 ml)	niedrig
Kokosnuss	niedrig
Kokosnusscreme	niedrig
Kokosöl	niedrig
Kokoswasser (< 150 ml)	niedrig
Kombucha	niedrig
Kondensmilch	hoch
Konservierungsstoffe, E200-E297	niedrig
Kopfsalat	niedrig
Körner > 15 Gramm	hoch
körniger Frischkäse	hoch
Kraut (Kohl)	hoch
Kräuter, trocken oder frisch	niedrig
Kräutertee, kurz gezogen	niedrig
Kräutertee, lang gezogen	hoch
Kuchen (aus Getreidemehl)	hoch
Kuhmilch	hoch
Kumquat	niedrig
Kürbis, Hokkaido, Speise-, Spaghettikürbis	niedrig
Kürbis-Butternut (< 200g)	niedrig
Kürbis-Butternut (> 200g)	hoch
Kürbiskerne (weniger als 15 g)	niedrig
Lactitol (Lactit), E966	hoch
Laktose (Milchzucker)	hoch
Laktulose	hoch
Lammfleisch	niedrig
Lassi	hoch
Lauch/Porree (grüner Anteil)	niedrig
Lauch/Porree (weißer Anteil)	hoch

Lauchzwiebel (Frühlingszwiebel/weißer Teil)	hoch
Lauchzwiebeln (grüner Anteil)	niedrig
Lebensmittelfarbstoffe, E100-E180	niedrig
Leinsamen	niedrig
Likör	hoch
Likörwein	hoch
Limette	niedrig
Limonade (Zuckerersatzstoffe/HFCS)	hoch
Limonaden, ohne Süßstoffe	niedrig
Limone (Zitrone)	niedrig
Linse	hoch
Loganbeere	niedrig
Longan	hoch
Löwenzahn	hoch
Löwenzahntee, kurz gezogen	niedrig
Lupinenmehl	hoch
Lychee	hoch
Mais (< 200 g)	niedrig
Maischips (kleine Portion)	niedrig
Maisgrieß	niedrig
Maismehl	niedrig
Maisnudel	niedrig
Maissirup	hoch
Maisstärke	niedrig
Maiswaffeln	niedrig
Maltitol (Maltit), E965	hoch
Malzkaffee	hoch
Mandarine	niedrig
Mandelmilch	niedrig
Mandeln (weniger als 15 Stück)	niedrig
Mango	hoch
Mangold	niedrig
Maniok	niedrig
Mannitol (Mannit), E421	hoch
Maracuja (Passionsfrucht)	niedrig
Margarine	niedrig
Marmelade	niedrig
Maroni	niedrig
Mascarpone	hoch
Mayonnaise (<3 EL)	niedrig
Meeresfrüchte	niedrig
Meerrettich	hoch
Melasse	niedrig
Mie-Nudel (asiatische Weizennudel)	hoch

Milch (Kuh, Schaf, Ziege, Esel)	hoch
Milch, laktosefrei	niedrig
Milcheis	hoch
Milcheiweiß, Casein	niedrig
Milchpulver	hoch
Milchzucker (Laktose)	hoch
Mineralwasser	niedrig
Minneola	niedrig
Minze	niedrig
Mirabelle	hoch
Miso-Paste	niedrig
modifizierte Stärke, E1404-E1451	niedrig
Mohn (weniger als 15 g)	niedrig
Molke	hoch
Molkenkäse	hoch
Molkenprotein	niedrig
Molkenpulver	hoch
Moosbeere (Preiselbeere)	niedrig
Mozzarella	niedrig
Mungobohnensprossen	niedrig
Müsli (Getreide/getrocknete Früchte)	hoch
Müsli (weizenfrei/keine Trockenfrüchte)	niedrig
Müslibrot (Getreide/Fruktose/getrocknete Früchte)	hoch
Multivitaminsaft	hoch
Nashi Birne	hoch
Natriumcyclamat, E952	niedrig
Nektarine	hoch
Neohesperitin, E959	niedrig
Neotam, E961	niedrig
Netzmelone	niedrig
Nori Algen	niedrig
Nougatcreme	hoch
Nudel (Getreide/Grieß)	hoch
Nüsse > 15 Stück	hoch
Obatzda	hoch
Obstkonserven	hoch
Okra	niedrig
Oliven	niedrig
Olivenöl	niedrig
Oolong Tee	hoch
Orange	niedrig
Orangensaft	hoch
Oroblanco	niedrig
Pak Choi (Senfkohl)	niedrig

Palmzucker	niedrig
Pampelmuse	niedrig
Papau, Indianerbanane	niedrig
Papaya	niedrig
Paprika (gelb/rot)	niedrig
Paprika (grün)	hoch
Paranuß (weniger als 15 g)	niedrig
Parmesan	niedrig
Passionsfrucht (Maracuja)	niedrig
Pastinake	niedrig
Pecorino	niedrig
Perperoni	niedrig
Persimone	hoch
Petersilie	niedrig
Pfefferminztee	niedrig
Pfeilwurzmehl (Arrowroot)	niedrig
Pfirsich	hoch
Pflanzenöl	niedrig
Pflaume	hoch
Pilze	hoch
Pinienkerne (weniger als 15 g)	niedrig
Pistazien	hoch
Pitaya (Drachenfrucht)	niedrig
Polenta (Maisgrieß)	niedrig
Polydextrose, E1200	hoch
Pomelo	niedrig
Popcorn	niedrig
Portwein	hoch
Preiselbeere (Moosbeere)	niedrig
Pudding	hoch
Puderzucker	niedrig
Puffmais	niedrig
Puffreis	niedrig
Quark	hoch
Quark, laktosefrei	niedrig
Quinoa (Inkareis)	niedrig
Quinoamilch	niedrig
Quitte	hoch
Quorn (Schlauchpilzprodukt)	hoch
Raclette	niedrig
Radicchio	hoch
Radieschen	niedrig
Raffinose	hoch
Rambutan	hoch

Ramen-Nudel (japanische Weizennudel)	hoch
Rapsöl	niedrig
Reis	niedrig
Reischips	niedrig
Reiscracker	niedrig
Reismehl	niedrig
Reismilch	niedrig
Reisnudel	niedrig
Reissirup	niedrig
Reisstärke	niedrig
Reiswaffeln	niedrig
Rettich	niedrig
Rhabarber	niedrig
Ricotta	hoch
Rindfleisch	niedrig
Roggen	hoch
Rohrzucker (Saccharose)	niedrig
Rooibostee, Rotbuschtee	niedrig
Romanasalat	niedrig
Rosenkohl (< 200 g)	niedrig
Rote Beete / Rote Rüben	hoch
Rüben	niedrig
Rucolasalat	niedrig
Rum	hoch
Saccharin, E954	niedrig
Saccharose (Haushaltszucker)	niedrig
Säureregulatoren E300-E392, E500-E585	niedrig
Sago	niedrig
Sahne	hoch
Sahne, laktosefrei	niedrig
Sahnejoghurt	hoch
Salat, Blattsalat	niedrig
Salatdressing (Fertigprodukt)	hoch
Salz	niedrig
Sauerkraut	hoch
Sauermilch (Dickmilch)	hoch
Sauerrahm (Saure Sahne)	hoch
Schafsmilch	hoch
Schalotte	hoch
Schaumwein (halbtrocken, süß)	hoch
Schinken	niedrig
Schlagsahne	hoch
Schmalz	niedrig
Schmand	hoch

Schmelzkäse	hoch
Schnittlauch	niedrig
Schokolade (dunkel)	niedrig
Schwarzer Tee, kurz gezogen	niedrig
Schwarzwurzel	hoch
Schweinefleisch	niedrig
Schweineschmalz	niedrig
Sellerie (Knolle)	hoch
Senf	niedrig
Senfkohl (Pak Choi)	niedrig
Sesam (weniger als 15 g)	niedrig
Sharon	hoch
Sherry	hoch
Sobanudel (japanische Buchweizennudel)	niedrig
Sojaburger	hoch
Sojachips	hoch
Sojabohne	hoch
Sojamehl (> 100 g)	hoch
Sojajoghurt, Yofu	hoch
Sojamilch, aus Sojabohnen	hoch
Sojamilch, aus Sojaprotein	niedrig
Sojaöl	niedrig
Sojaprotein	niedrig
Sojasahne, aus Sojabohnen	hoch
Sojasauce	niedrig
Sojasprosse	niedrig
Somen-Nudel (japanische Weizennudel)	hoch
Sonnenblumenkerne (weniger als 15 g)	niedrig
Sorbet, auf Früchte achten	niedrig
Sorbitol (Sorbit), E420	hoch
Sorghumhirse	niedrig
Spargel	hoch
Speck	niedrig
Speiseeis (Milch, Sahne)	hoch
Speiseeis (Sorbet oder laktosefrei)	niedrig
Speiserübe	niedrig
Spinat	niedrig
Spirituosen, außer Rum	niedrig
Stabilisatoren, E400-495	niedrig
Stachelbeere	hoch
Stachyose	hoch
Stärke	niedrig
Staudensellerie (Stangensellerie, jung)	
Steckrübe (Kohlrübe)	niedrig

Sternfrucht (Carambola)	niedrig
Stevia, E960	niedrig
Streichkäse	hoch
Sucralose, E955	niedrig
Suppenpulver	hoch
Süßkartoffel	niedrig
Süßsauer Sauce	hoch
Tacos (Mais)	niedrig
Tahin (<3 EL)	niedrig
Tamarillo (Baumtomate)	hoch
Tamarinde (Indische Dattel)	niedrig
Tangelo	niedrig
Tangerine	niedrig
Tapioka (Maniok)	niedrig
Taraganth, E413	niedrig
Taro	niedrig
Tempeh	niedrig
Thaumatin, E957	niedrig
Tilsiter	niedrig
Tofu, fester Tofu, chinesischer Tofu	niedrig
Tofu, Seidentofu	hoch
Tomate	niedrig
Tomatenkonserven	niedrig
Tomatenkonzentrat	hoch
Topinambur	hoch
Tortilla (Mais)	niedrig
Tortilla (Weizen)	hoch
Tortillachips (Mais)	niedrig
Traubenzucker (Glukose/Dextrose)	niedrig
Trennmittel, E500-E585	niedrig
Triticale	hoch
Truthahnfleisch	niedrig
Tzatziki	hoch
Udon-Nudel (japanische Weizennudel)	hoch
Verdickungsmittel, E400-E495	niedrig
Vollmilchschokolade	hoch
Wachse, E900-E914	niedrig
Walnüsse (weniger als 15 Stück)	niedrig
Wasabi	hoch
Wasser	niedrig
Wasser, aromatisiert	niedrig
Wasserkastanie	niedrig
Wassermelone	hoch
Wein (halbtrocken, süß)	hoch

Wein (trocken)	niedrig
Weintraube	niedrig
Weiße Schokolade	hoch
Weißer Tee	niedrig
Weißkraut (< 200 g)	niedrig
Weizen	hoch
Weizenstärke	niedrig
Whiskey	niedrig
Wirsing	hoch
Wodka	niedrig
Worcestersauce	niedrig
Wurst (Laktose/Zwiebel/Gemüse)	hoch
Xylitol (Xylit), E967	hoch
Yacon Zucker	hoch
Yams	niedrig
Zichorienkaffee	hoch
Zitrone (Limone)	niedrig
Zitronengras	niedrig
Zitronensaft	niedrig
Zucchini	niedrig
Zucker (Haushaltszucker/Saccharose)	niedrig
Zuckeraustauschstoffe (mit Ende –ol)	hoch
Zuckererbse (Kaiserschote)	hoch
Zuckermais	hoch
Zuckermelone (Cantaloupe-Melone)	niedrig
Zuckerrübensirup	niedrig
Zuckersirup	niedrig
Zwerghirse (Teff)	niedrig
Zwetschge	hoch
Zwiebel	hoch

Lebensmittelzusatzstoffe die in diesem Ratgeber nach deren FODMAP-Gehalt bewertet wurden.

E100-E180	Lebensmittelfarbstoffe
E200-E297	Konservierungsstoffe
E300-E392	Antioxidantien, Säureregulatoren
E400-E495	Emulgatoren, Geliermittel, Stabilisatoren, Verdickungsmittel
E406	Agar Agar
E407	Carrageen
E410	Johannisbrotkernmehl
E412	Guarkernmehl
E413	Taraganth
E415	Xanthan
E420	Sorbitol (Sorbit)
E421	Mannitol (Mannit)
E422	Glycerol
E440	Pektin
E441	Gelatine
E466	Carboxymethylcellulose (CMC)
E465	Ethylmethylcellulose
E500	Natriumcarbonat
E500-E585	Trennmittel, Säureregulatoren
E620-E650	Geschmacksverstärker
E900-E914	Wachse
E938-E949	Gase
E950	Acesulfam
E951	Aspartam
E952	Natriumcyclamat
E953	Isomaltol (Isomalt)
E954	Saccharin
E955	Sucralose
E957	Thaumatin
E959	Neohesperidin
E960	Stevia
E961	Neotam
E962	Aspartam-Acesulfam

E965	Maltitol (Maltit)
E966	Lactitol (Lactit)
E967	Xylitol (Xylit)
E968	Erythritol (Erythrit)
E1200	Polydextrose
E1103	Invertase
E1404-E1451	modifizierte Stärken

Die Lebensmittelzusatzstoffe wurden in diesem Ratgeber nach deren FODMAP-Gehalt bewertet. Bitte beachten Sie, dass viele dieser Lebensmittelzusatzstoffe aus anderen Gesichtspunkten heraus kritisch betrachtet werden. Idealerweise vermeiden Sie industriell hergestellte Lebensmittel, dann vermeiden Sie diese Lebensmittelzusatzstoffe ohnehin.

Weiterführende Bücher

Der Tabellenband FODMAP-Kompass ist eine Ergänzung zu einem FODMAP-Ernährungsratgeber oder zu einer persönlichen Ernährungsberatung. Ohne die Informationen zum Grundverständnis der FODMAP-Diät, die Ihnen ein Buchratgeber oder eine persönliche Ernährungsberatung geben, ist die FODMAP-Diät nicht ideal durchführbar.

Folgende **deutschsprachige Bücher** sind hilfreich, wenn Sie ausführliche Informationen zur FODMAP-reduzierten Diät suchen.

Storr, M.; Der Ernährungsratgeber zur FODMAP-Diät: Die etwas andere Diät bei Reizdarm, Weizenunverträglichkeit und anderen Verdauungsstörungen; Zuckschwerdt Verlag (Januar 2015)

Shepherd, S. und Gibson, P.; Die Low-FODMAP-Diät: Nahrungsmittel-Intoleranzen entlarven und beschwerdefrei genießen; TRIAS Verlag (Februar 2015)

Storr, M.; Der große Patientenratgeber Reizdarmsyndrom: mit FODMAP-Diät; Zuckschwerdt Verlag (2te Auflage 2016)

Storr, M.; Der FODMAP Plan, Unbeschwert essen mit der FODMAP Diät. BOD-Verlag (2015)

Buhmann, C.; Das FODMAP-Konzept: Leichte Küche bei Reizdarm. AT Verlag (2016)

Catsos, P.; IBS: Free at Last! Change Your Carbs, Change Your Life with the FODMAP Elimination Diet; Pond Cove Press (April 2012)

Bolen, B. and Bradlex, K.; The Everything Guide To The Low-Fodmap Diet: A Healthy Plan for Managing IBS and Other Digestive Disorders; Adams Media (November 2014)